BEI GRIN MACHT SICH IHR WISSEN BEZAHLT

- Wir veröffentlichen Ihre Hausarbeit,
  Bachelor- und Masterarbeit

- Ihr eigenes eBook und Buch -
  weltweit in allen wichtigen Shops

- Verdienen Sie an jedem Verkauf

Jetzt bei www.GRIN.com hochladen
und kostenlos publizieren

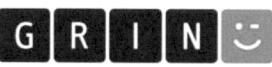

Extrem- & Risikosport im Kontext gesellschaftlicher Modernisierung

E. Erdem

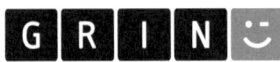

Bibliografische Information der Deutschen Nationalbibliothek:

Die Deutsche Nationalbibliothek verzeichnet diese Publikation in der Deutschen Nationalbibliografie; detaillierte bibliografische Daten sind im Internet über http://dnb.d-nb.de abrufbar.

ISBN: 9783346570239
Dieses Buch ist auch als E-Book erhältlich.

Druck und Bindung: Books on Demand GmbH, Norderstedt Germany
Gedruckt auf säurefreiem Papier aus verantwortungsvollen Quellen

Das vorliegende Werk wurde sorgfältig erarbeitet. Dennoch übernehmen Autoren und Verlag für die Richtigkeit von Angaben, Hinweisen, Links und Ratschlägen sowie eventuelle Druckfehler keine Haftung.

Das Buch bei GRIN: https://www.grin.com/document/1161681

Inhaltsverzeichnis

1. Einleitung

Ein Blick auf die Geschichte des Sports zeigt, dass vormoderne Körper-, Spiel- und Bewegungspraktiken in unterschiedlichen Sinnhorizonten und Handlungsrahmen stattfanden. So spielten Kultläufe im Alten Ägypten vor rund 5.000 Jahren eine wichtige Rolle im Rahmen von Jubiläumszeremonien (vgl. Decker, 2017, S. 14). Im antiken Griechenland hatte der Sport und der mit ihm verbundene Körperkult einen hohen Stellenwert (vgl. Wiersing, 2004, S. 257ff.). Zu den Sinnmotiven des zeitgenössischen Sports zählen neben Leistung, Rekord und Erfolg auch Gesundheit, Abenteuer, Fitness, Entspannung und Spaß (vgl. Bette, 2010, S. 130). Nicht nur die Motive des Sporttreibens unterliegen einem Wandel, sondern auch die Erscheinungsformen des Sports, die zunehmend vielfältiger werden. Im Rahmen von Extrem- und Risikosportarten eröffnet der moderne Sport Möglichkeiten, das eigene Leben aufs Spiel zu setzen oder physische und psychische Grenzerfahrungen während extremer Belastungen zu erleben.

Vor diesem Hintergrund ist offen, inwieweit ein Zusammenhang zwischen gesellschaftlichem Wandel und zeitgenössischem Sport besteht. Daher befasst sich die vorliegende Arbeit mit der Fragestellung, inwieweit gesellschaftliche Modernisierungsprozesse Einfluss auf Extrem- und Risikosportarten haben.

Zu Beginn der Arbeit werden die Grundlagen des Extrem- und Risikosports dargestellt. In diesem Zusammenhang werden Definitionen der Begriffe Risiko, Risikosport und Extremsport vorgenommen. Das anschließende Kapitel 3 befasst sich mit den unterschiedlichen Dimensionen gesellschaftlicher Modernisierung. Dabei werden diese Dimensionen zunächst vorgestellt und ihre jeweilige Wirkung auf den Extrem- und Risikosport analysiert. Abschließend wird ein Fazit gezogen.

2. Grundlagen des Extrem- und Risikosports

Die Vielfalt moderner Bewegungspraktiken hat zahlreiche Begrifflichkeiten zu deren Kategorisierung hervorgebracht. So weist die sportwissenschaftliche Literatur mittlerweile Kategorien wie Trendsport, Erlebnissport, Funsport, Thrill-Sports, Abenteuersport, Wagnissport oder Extremsport auf. Im vorliegenden Kapitel wird versucht, die Begriffe Risiko und Risikosport näher zu präzisieren und eine Abgrenzung zum Extremsport vorzunehmen.

2.1. Der Risikobegriff

Der Begriff *Risiko* stammt ursprünglich aus der Seefahrt und bezeichnet Ereignisse und Tätigkeiten, die mit kritischen Situationen verbunden sind. Mittlerweile hat der Terminus Einzug in unterschiedlichen wissenschaftlichen Disziplinen gefunden, in denen der Begriff jedoch sehr unterschiedlich aufgefasst wird (vgl. Göring, 2006, S. 11). Eine weit verbreitete Definition des Risikobegriffs liefert Luhmann:

> „Von Risiken spricht man dann, wenn etwaige künftige Schäden auf die eigene Entscheidung zurückgeführt werden. [...] Bei Gefahren handelt es sich dagegen um von außen kommende Schäden" (Luhmann, 1991, S. 117).

Dabei können sich Schäden sowohl auf materiell-dingliche als auch auf leibliche oder psychologische Aspekte beziehen, die infolge subjektiver Bewertungen als beschädigt wahrgenommen werden (vgl. Hebbel-Seeger & Liedtke, 2003, S. 111).

Im Handlungsfeld Sport weisen sämtliche bewegungspraktische Situationen die Merkmale des Ungewissen auf und somit das Risiko des Misslingens. Darüber hinaus zeichnen sich Risikosituationen im Sport insbesondere durch ein intensives Spannungserlebnis aus (vgl. Göring, 2006, S. 17). Nach Neumann zeigen sich sportliche Risikosituationen

> „überall dort, wo selbsterzeugte Spannung zum Inhalt des sportlichen Handelns wird, wo die Ungewissheit des Ausgangs zentrale Bedeutung erhält und eine missglückte Handlung bedrohliche Folgen nach sich ziehen kann" (Neumann, 1999, S. 120).

Ferner sind sportliche Risikosituationen weitestgehend zweckfrei, sodass die Bewältigung der Situation kein Streben nach materiellem Gewinn darstellt. In diesem Zusammenhang besteht ein wesentlicher Unterschied zu alltäglichen Risiken, die vornehmlich auf ökomischen Profit ausgerichtet sind (vgl. Göring, 2006, S. 18). Nach Schleske wird in Risikosituationen

> „bewußt und meist freiwillig [...] eine Position der Sicherheit preisgegeben, man setzt sich einer Situation der Bedrohung, der Ungewißheit und der Gefahr aus" (Schleske, 1977, S. 34).

Göring schreibt vor allem der Individualität der Risikosituation eine entscheidende Bedeutung zu, die durch die subjektive Einschätzung des Gefahrenrisikos entsteht. So bestimmen letztlich die kognitiven und motorischen Fähigkeiten und die entsprechenden Persönlichkeitsdispositionen der einzelnen Person, ob ein Risiko in einer sportlichen Situation als solches wahrgenommen wird (vgl. Göring, 2006, S. 18). Im Wettkampfsport wird das Risiko als Grad der Unsicherheit über den Ausgang des Wettkampfes bestimmt, bei dem ein signifikanter Gewinn oder Verlust möglich ist (vgl. Stern, 2003, S. 190)

Das sportliche Risiko wird auch oft synonym mit dem Begriff *Wagnis* verwendet (vgl. Göring, 2006, S. 12). Dabei rückt das Individuum als Entscheidungsträger in den Mittelpunkt, das sich bei ungewissem Ausgang etwas zutraut oder nicht (vgl. Hebbel-Seeger & Liedtke, 2003, S. 111). Nach Warwitz ist das Risiko als Teilkomponente an jedem Wagnis beteiligt, während der Wagnisbegriff seinen Bedeutungsschwerpunkt auf die Prozesse innerhalb der sich gefährdenden Person legt (vgl. Warwitz, 2001, S. 16). Im Gegensatz zum Risiko beinhalten Wagnisse außerdem eine Komponente der aktiven Bewältigung (vgl. Hebbel-Seeger & Liedtke, 2003, S. 112). „Im sportlichen Wagnis wird selbsttätig eine unsichere Situation aufgesucht und mit Hilfe der eigenen Fähigkeiten bewältigt" (Neumann, 1999, S. 11). Klebelsberg berücksichtigt den im Wagnisbegriff immanenten direkten Personenbezug und definiert das Risiko im Sport als ein ganzheitliches Gefahrenrisiko. Die Gesamtsituation zeichnet sich demnach nicht durch eine einfache alternative Wahlentscheidung aus, die zu einem mehr oder weniger an materiellen Gewinnen und Verlusten führt, sondern durch die antizipierte Risikofolge in Form der Beeinträchtigung der körperlichen Unversehrtheit (vgl. Klebelsberg, 1969, S. 174). Die vorliegende Arbeit folgt der Definition und dem Verständnis vom Risikobegriff nach Klebelsberg.

2.2. Risikosport

Ein pragmatischer Ansatz zur begrifflichen Bestimmung von Risikosport ist die Orientierung am Verletzungsrisiko einer Sportart. Risikosportarten gehen nach diesem Verständnis mit einer erhöhten Verletzungswahrscheinlichkeit einher (vgl. Kuhn & Todt, 2003, S. 20). Einen ähnlichen Definitionsversuch unternimmt Mehr. Für sie ist jedoch nicht die höhere Verletzungswahrscheinlichkeit, sondern die mögliche Schwere einer Verletzung das charakteristische Merkmal einer Risikosportart (vgl. Mehr, 2007, S. 52). Beide Ansätze vernachlässigen jedoch die Wahrnehmung und Intention des handelnden Subjekts.

Als Pionier der Erlebnispädagogik nähert sich Schleske (1977) dem Risikosport aus pädagogischer Perspektive. Aufgrund der synonymen Verwendung in der Alltagssprache setzt Schleske die Begriffe Risiko-, Abenteuer- und Wagnissport gleich (vgl. Schleske, 1977, S. 32). In seiner jüngeren Publikation (1991) sieht der Erlebnispädagoge im Erlebnissport einen Sammelbegriff, den er anhand von charakteristischen Situations- und Handlungsmerkmalen definiert. Ein einheitliches Handlungsmuster zeigt sich darin, dass „der Sportler freiwillig eine Position der Sicherheit und/oder des festen Standortes auf der Erde [aufgibt] und sich Unsicherheiten, Risiken und vielleicht sogar realen Gefahren [aussetzt], um dann das aktive Wiedergewinnen von Sicherheit als einen Triumph der eigenen Tüchtigkeit, Reaktionsbereitschaft und Leistungsfähigkeit auszukosten" (Schleske, 1991, S. 85).

Hartmann nähert sich dem Phänomen Risikosport aus einer sportsoziologischen Betrachtungsweise. Unter die Kategorie extrem- und risikosportliche Aktivitäten fallen demnach diejenigen Sportarten, die sich durch eine körperliche Komponente, eine psychische Komponente (Erregungs- und Rauschzustände), ein Steigerungsmotiv und potenzielle Lebensgefahren auszeichnen (vgl. Hartmann, 1996, S. 75).

5

Stern (2003) wählt den Begriff des Wagnissports anstelle des Risikosports. Im Gegensatz zum traditionellen Wettkampfsport weisen Wagnissportarten die Tendenz der Entformalisierung auf. Ohne starre Regeln bieten sich den Sporttreibenden im Wagnissport Definitionsfreiheiten für die individuelle Ausgestaltung der Handlungspraxis. Der semantische Rahmen wagnissportlicher Bewegungspraktiken bestimmt sich durch das Spannungsgefüge von Leben oder Tod.

> „Vor diesem Hintergrund zeichnen sich die Aktivitäten durch eine individuelle Gratwanderung zwischen den eigenen Fähigkeiten und Fertigkeiten einerseits und der selbst-gewählten Herausforderung anderseits aus" (Stern, 2003, S. 190).

Risiken stellen im Gegensatz zum Spitzensport keine Begleiterscheinung dar, sondern werden um ihrer selbst Willen gesucht (vgl. ebd., S. 190f.).

Für Göring ist Risikosport

> „nichts anderes als eine sportliche Handlungssituation, die die handelnden Akteure als Risikosituation wahrnehmen und sportliche Fähigkeiten zur Bewältigung einsetzen" (Göring, 2006, S. 44).

Damit sind risikosportliche Handlungssituationen grundsätzlich offen hinsichtlich des Handlungsausgangs und der Folgen. Ein Scheitern kann in diesem Zusammenhang zu einem schmerzhaften oder unangenehmen Handlungsergebnis führen. Die Bewältigung der subjektiven Bewährungssituation unter Einsatz der eigenen Fähigkeiten und Fertigkeiten ist für Göring das Kernelement des Risikosports (ebd.).

2.3. Extremsport

Im Zusammenhang mit Risikosport taucht häufig der Begriff Extremsport auf. Charakteristisch für extremsportliche Aktivitäten ist die extreme Zeitdauer oder Distanzmaximierung traditioneller Sportarten (vgl. Göring, 2006, S. 45). Dabei stehen Grenzerlebnisse und neue Herausforderungen im Mittelpunkt (vgl. Rupe, 2000, S. 48). Göring sieht als wesentliches Unterscheidungsmerkmal zum Risikosport, dass sich Extremsporttreibende keiner grundsätzlichen Lebensgefahr aussetzen, auch wenn Extremsportarten Schmerzen implizieren (vgl. Göring, 2006, S. 45).

Nach Gabler ermöglichen Extremsportarten das Erleben

- äußerster Anstrengung und des Willens, ein Leistungsziel zu erreichen,
- körperlicher Strapazen,
- ungewohnter Körperlagen und Bewegungszustände,
- von Spannung und Nervenkitzel,
- von Angstlust (vgl. Gabler, 2002, S. 181f.).

Mit ähnlichen Merkmalen belegt Allmer den Extremsport als gemeinsame Kategorie mit Risikosport, den er durch außerordentliche körperliche Strapazen, ungewohnte Körperlagen und körperliche Zustände, einen ungewissen Handlungsausgang, unvorhersehbare Situationsbedingungen sowie lebensgefährliche Aktionen charakterisiert (vgl. Allmer, 1998, S. 62f.). Dabei gelten diese Kriterien nicht für alle Extrem- und Risikosportarten in gleicher Weise (vgl. ebd., S. 62ff.). „Vielmehr sind zur Kennzeichnung der vielfältigen Extrem- und Risikosportaktivitäten unterschiedliche Gewichtungen der Kriterien vorzunehmen" (ebd., S. 64).

3. Der Einfluss von Modernisierung auf Extrem- und Risikosport

Die Entstehung der modernen Gesellschaft lässt sich aus unterschiedlichen Blickwinkeln analysieren. Nach Rosa et al. kann in diesem Zusammenhang eine gesellschaftsstrukturelle, eine kulturelle, eine an der Persönlichkeitsstruktur orientierte oder eine auf das gesellschaftliche Naturverhältnis gerichtete Perspektive eingenommen werden (vgl. Rosa et al., 2018, S. 21). Nachfolgend werden die vier Dimensionen der Modernisierung *Domestizierung, Differenzierung, Rationalisierung* und *Individualisierung* und ihre Wirkung auf den Extrem- und Risikosport untersucht. Ergänzend widmet sich Kapitel 3.2 dem Prozess der *Technologisierung*, welcher den Domestizierungsprozessen zugeordnet werden kann.

3.1. Domestizierung

Der Modernisierungsprozess geht mit dem Vorgang der immer perfekteren Naturbeherrschung bzw. ihrer Domestizierung einher. Dabei werden die Naturkräfte und Naturprozesse immer stärker der Kontrolle des Menschen unterworfen. Gleichzeitig wird der Mensch zunehmend unabhängiger von den äußeren Naturverhältnissen, weil er die inneren Prinzipien und Kräfte der Natur für sich zu nutzen weiß. So lassen sich die Raumtemperatur unabhängig von der Jahreszeit regulieren oder die Nacht taghell erleuchten (vgl. Rosa et al., 2018, S. 22). Wie ein wildes Tier wird die Natur weitgehend gezähmt und zwar in erster Linie mit Hilfe wissenschaftlich-technischer Entwicklungen. Die Natur wird nun nicht mehr vorrangig als Bedrohung und Gefahr wahrgenommen, sondern erfährt unter Gesichtspunkten wie Freizeit, Erholung, Ausgleich, Erlebnis, Herausforderung oder Abenteuer neue Sinnperspektiven (vgl. Reinold, 2019, S. 4).

Das Verhältnis des Risikosports bzw. der Risikosportler*innen zur Natur erlaubt nach Göring drei grundsätzliche Perspektiven: Zum einen dient die Natur im Kontext risikosportlicher Aktivitäten zunächst als grundlegende Kulisse und Rahmung der sportlichen Betätigung. Nur in der scheinbar unberührten und wilden Natur finden sich Situationen, die als grundlegend unsicher hinsichtlich der Folgen und der Bewältigungsmöglichkeiten eingestuft werden können.

Der Natur begegnen Risikosportler*innen unter dieser zweckrationalen Perspektive zunächst als *Partner*, welcher für die Bedürfnisbefriedigung und Motiverfüllung geeignete Situationen vorhält (vgl. Göring, 2012, S. 179).

Gleichzeitig erweist sich die Natur im Risikosport aber auch als *Fluchtpunkt* einer zunehmend abgesicherten und domestizierten Gesellschaft (vgl. ebd., S. 180). Während der Alltag nur noch wenige ganzheitliche Risikoerfahrungen offeriert und Gefühle der Fremdsteuerung und Übermächtigung erzeugt, versuchen Risiko- und Extremsportler*innen durch eine Hinwendung *zurück zur Natur* Freiheits-, Glücks- und Selbstermächtigungshoffnungen handgreiflich in die Tat umzusetzen (vgl. Bette, 2004, S. 103).

> „Eben weil die moderne Gesellschaft mit ihrer kommunikativen Vielfalt, mit ihren Konflikten und Widersprüchen vielen Menschen als distanziert und unbehaust erscheint, wird der außergesellschaftlichen Umwelt, der Natur und dem Körper, die Aura der Reinheit und Sakralität zugesprochen" (Bette, 2008, S. 361).

In der Natur besteht die Hoffnung, dass Individuen eine Gegenbalance zur Hektik, Abstraktheit und Unnatürlichkeit des modernen Lebens schaffen und ihr wahres authentisches Selbst finden. Außerhalb der Städte können sich Menschen von den sichtbaren und hörbaren Ausprägungen der Moderne distanzieren, sich von der sozialen Dichte in den Großstädten und den dort installierten Sichtbarkeitsverhältnissen lösen, gegen die Geräusch- und Klangkulisse des urbanen Lebens angehen und der Technisierung und dem hektischen Treiben entkommen. Das Verlangen nach einem einsamen Handeln, nach Stille und Naturnähe, wie es im Trekking, beim Höhenbergsteigen, Tauchen oder Einhandsegeln vordergründig wird, ist eine Reaktion auf die Dominanz genau entgegengesetzter Erlebnisse (vgl. Bette, 2004, S. 105f.). In der Exploration und Bewältigung von Bergen, Meeren, Wäldern und Wüsten können Menschen zu sich selbst kommen und sich von den gesellschaftlich erzeugten Verwerfungen erholen (vgl. Bette, 2008, S. 361).

Außerdem wird die Natur im Risikosport aber auch zum *Gegner*, den es zu bezwingen gilt. Das Bezwingen von Gipfeln, der Kampf gegen unvorhersehbare Ereignisse oder das Ringen mit Wettereskapaden stehen beispielhaft für die Auseinandersetzung mit den Naturelementen. Der Ernstfallcharakter, der natursportlichen Risikosituation grundsätzlich beinhaltet, erhöht dabei die Belohnung der Handlung und damit die Möglichkeit, sich selbst als handlungsfähig wahrzunehmen. Gerade dort, wo sich Handlungssituationen nur mit Hilfe sportartspezifischer Kompetenzen und Fähigkeiten bewältigen lassen, wird die Natur zum Rivalen, den es zu bezwingen gilt. Es gilt die Natur zu besiegen, um die eigene Handlungsfähigkeit zu beweisen und damit die eigene Existenz zu erhöhen (vgl. Göring, 2012, S. 180).

3.2. Technologisierung

Der Extrem- und Risikosport ist sowohl Gegenbild als auch Abbild der modernen Gesellschaft. Auf der einen Seite nehmen die Akteur*innen eine mehr oder weniger stark ausgeprägte ablehnende Haltung gegenüber technischen Errungenschaften im Sinne einer *voluntary simplicity* ein, um die Eigenleistungen des Subjekts deutlicher hervorzuheben – meist unter Nutzung des menschlichen Körpers als Fortbewegungsvehikel oder durch Rückgriff auf eine Technikstufe, die durch technische Folgeinnovationen bereits überholt und verdrängt wurde. Auf der anderen Seite greifen Extrem- und Risikosportler*innen auf hoch entwickelte Technik zurück, um die Kontrolle des Subjekts über die Welt der Technik im Rahmen extrem- und risikosportlicher Praktiken zu beweisen (vgl. Bette, 2004, S. 30). Hoch entwickelte Sporttechnologie kommt besonders dann zum Einsatz, wenn extreme bewegungspraktische Aktivitäten geplant sind (vgl. Reinold, 2019, S. 7). Beispielsweise fahren Extremradfahrer*innen beim *Race Across America* quer durch die USA und setzen sich auf diese Weise von der Auto- und Flugzeitkultur ab. Gleichzeitig entsprechen ihre Sportgeräte und Komponenten dem letzten Stand der Technik. Darüber hinaus werden die Teilnehmer*innen von einem Team aus Ärzt*innen, Physiotherapeut*innen, Technikspezialist*innen und Medienfachleuten begleitet und betreut (vgl. Bette, 2004, S. 30).

Die fortschreitende Technologisierung des Sports hat das moderne Sporttreiben auf unterschiedlichen Ebenen beeinflusst. So sind einige Sportarten wie beispielsweise Paragliding, Surfen, Mountainbiking und Drachenfliegen erst durch die Entwicklung neuer Technologien bzw. Materialien entstanden. Mit dem technischen Fortschritt eröffnen sich gleichzeitig zusätzliche Möglichkeiten des Bewegungserlebens und die Erschließung neuer Bewegungsräume (vgl. Heinemann, 2008, S. 116). Beispielsweise ermöglichen im Klettersport moderne Kletterschuhe, Keile und Haken das Klettern an Steilwänden, die kaum Risse und Rillen bieten (vgl. Rupe, 2000, S. 21).

Die Technologisierung des Sports wirkt sich auch auf das Risikoverhalten der Sportler*innen aus. Einerseits minimieren neuere Technologien wie etwa Goretex-Kleidung, GPS-Ortung, wissenschaftliche Wetterprognosen sowie Satellitentelefone das Risiko bei der Sportausübung und erleichtern auf diese Weise Personengruppen mit geringem Erfahrungs-, Kompetenz- und Kenntnisstand den Zugang zu Extrem- und Risikosportarten. Andererseits führt der technikbedingte Sicherheitsgewinn zu einer erhöhten Risikobereitschaft in den Bewegungspraktiken der Sporttreibenden (vgl. Heinemann, 2008, S. 117).

3.3. Differenzierung

Eng verbunden mit dem Modernisierungsprozess ist der Vorgang gesellschaftlicher Differenzierung. In diesem Zusammenhang lässt sich eine zunehmende Separierung und Auftrennung von Wertsphären (funktional ausdifferenzierten Bereichen) beobachten, die zur Entfaltung und Durchsetzung je eigener Logiken der Orientierung in diesen Wertsphären führt (vgl. Junge, 2009, S. 92). Aus diesem Grund wird die moderne Gesellschaft auch als eine *funktional differenzierte Gesellschaft* bezeichnet, die sich in ein Nebeneinander funktional spezialisierter Teilsysteme wie Wirtschaft, Politik, Recht, Kunst oder Sport gliedert (vgl. Schimank & Volkmann, 1999, S. 6).

Die funktional differenzierte Gesellschaft ist eine evolutionär entstandene Gesellschaftsform und folgt historisch vorangegangenen Differenzierungsformen. Archaische Gesellschaften sind typischerweise *segmentär* differenziert und gliedern sich in relativ gleichartige und gleichrangige Segmente wie Familien, Clans und Stämme (vgl. Rosa et al., 2018, S. 188ff.). Die *Zentrum-Peripherie-Differenzierung* war in den alten Reichen der Ägypter und Sumerer vorherrschend. Diese Differenzierungsform unterteilt Gesellschaften in ungleichartige und ungleichrangige Teile (Stadt / Land). Die *stratifikatorische* Differenzierung untergliedert die Gesellschaft in Stände, Schichten oder Klassen und damit ebenfalls in ungleichartige und ungleichrangige Einheiten, allerdings wird die territoriale Komponente der Differenzierung schwächer, während die Rangposition an Bedeutung für die Differenzierung gewinnt (vgl. Junge, 2009, S. 72f.). In funktional differenzierten Gesellschaften hingegen sind die einzelnen Teilsysteme aufgrund ihrer unterschiedlichen Funktion ungleichartig. Da kein Teilsystem durch ein anderes ersetzt werden kann, besteht außerdem eine grundsätzliche Gleichrangigkeit der Teilsysteme (vgl. Schimank & Volkmann, 1999, S. 6).

Die Form der Ausdifferenzierung der Gesellschaft bestimmt und verändert die Stellung und die Rolle der Individuen in und zu der Gesellschaft. Die funktionale Differenzierung moderner Gesellschaften geht mit einem Mehr an individueller Freiheit und Selbstverwirklichung einher und verlangt von ihren Mitgliedern die eigene Identität zu erwerben und selbst zu bestimmen (vgl. Egner, 2002, S. 91f.). In modernen Gesellschaften können die Subjekte nicht mehr auf die Sicherheiten vormoderner Identitätskonstruktionen zurückgreifen (vgl. Bette, 2004, S. 125). Die einfachste Möglichkeit, mit der Reflexionslast der Selbstbestimmung umzugehen, ist das Kopieren von Ansprüchen (vgl. Egner, 2002, S. 92). Ansprüche entlasten die Reflexion der Identität, denn

> „Ansprüche kann man haben, annehmen, verweigern, ohne zu wissen, wer man ist. Man ist Individuum ganz einfach als der Anspruch es zu sein, und das reicht aus" (Luhmann, 1995, S. 137).

Ansprüche bilden damit eine Art Schablone, die einfach zu kopieren ist und trotzdem zur Identitätsbildung beiträgt. Im Gegensatz zur Reflexionsidentität erfahren Ansprüche keine Funktionsminderung, wenn sie kopiert werden, sondern bieten Erfahrungssequenzen und bilden damit die Struktur, die Einzelne als Individuen auszeichnen (vgl. Egner, 2002, S. 92).

In Extrem- und Risikosportarten können genau solche Ansprüche kopiert werden und damit die Akteur*innen von der Qual der Identitätsfindung entlasten (vgl. ebd.).

> „Riskantes Handeln bietet die Möglichkeit, Ansprüche an sich selbst in einer beobachtbaren und sozial nachvollziehbaren Weise zu stellen und immer wieder neu zu definieren und zu überprüfen. Die Steigerung des Risikos läßt sich dann quantifizieren und an der Differenz von Erfüllung und Enttäuschung bearbeiten" (Bette, 2004, S. 68).

Diese Sportarten können auch in Kombination miteinander als Kopiervorlage von derselben Person ausgeübt werden, indem je nach Jahreszeit beispielsweise Snowboarding oder Skateboarding als Gleitsportarten praktiziert werden. Durch die fortschreitende Ausdifferenzierung einzelner Sportarten in immer weitere Unterarten bieten sich neue Kopiervorlagen zur Identitätsfindung, die sich gleichzeitig optimal zur Abgrenzung von anderen Menschen eignen. Eine weitere Ausdifferenzierung wird immer dann erforderlich, wenn zu viele Individuen die zuvor gewählte Kopiervorlage ebenfalls verwenden (vgl. Egner, 2002, S. 92).

3.4. Rationalisierung

In der Soziologie lässt sich die Modernisierung ferner als ein Prozess fortschreitender gesellschaftlicher Rationalisierung beschreiben. Damit ist gemeint, dass die Welt unter Effizienzgesichtspunkten berechenbar, beherrschbar und erwartbar gemacht wird. Dabei werden die Begründungsmuster in ganz unterschiedlichen sozialen Bereichen von Tradition und Metaphysik auf Vernunft, Effizienz und Kontrolle umgestellt: In der Wissenschaft gelten nur noch berechenbare, experimentell nachweisbare, *rationale* Erklärungen; in der Wirtschaft gilt das ökonomische Prinzip der Nutzenmaximierung, wonach verfügbare Mittel so einzusetzen sind, dass sie mit möglichst geringem Einsatz einen möglichst hohen Ertrag erzielen; in der Politik gilt nur noch als legitim, was der durch Gesetze geregelten Ordnung entspricht; in der Lebensführung äußert sich Rationalisierung darin, dass Subjekte ihr Leben rational planen und dabei besonders zeitliche und monetäre Kriterien berücksichtigen (vgl. Rosa et al., 2018, S. 22).

Reinold weist jedoch darauf hin, dass die Rationalisierung des Lebens auch negative Aspekte mit sich bringt. Jegliches Handeln nach optimalen Kosten-Nutzen-Gesichtspunkten in allen möglichen Alltags-, Interaktions- und Lebenssituationen einschließlich einer rigorosen Zeitdisziplin

„führt zu zukunftsorientierten, zweckrational-berechnenden, instrumentellen und outputorientierten Denk- und Handlungsweisen, die gleichzeitig alle gegenwarts-orientierten, affektuellen, nicht-instrumentellen und prozessorientierten verdrängen" (Reinold, 2019, S. 6).

Mit der Dominanz nüchterner ökonomischer Handlungsweise gehen so außeralltägliche, überraschende, geheimnisvolle und *magische* Momente verloren (vgl. ebd.).

Moderne Gesellschaften, die das Erleben und Handeln ihrer Mitglieder futurisieren, haben nach Bette das Gegenwartserleben schrumpfen lassen. Als ein Gegenprogramm bieten Abenteuer und Risiko eine kurzfristige Abhilfe, indem sie nicht auf Zukunft verweisen, sondern Gegenwart offerieren. Risikoepisoden, denen sich Menschen im Risikosport stellen, unterbrechen die linear und gleichförmig verlaufende Zeit durch spannende, herausfordernde Ereignisse. Vergangenheit, Gegenwart und Zukunft verdichten sich im Risiko- und Extremsport zu einem punktuellen Erleben, in dem nur das Hier und Jetzt zählt. Anders als im Alltag, in dem sich das Handeln in langen, unüberschaubaren Handlungsketten irgendwo in der Zukunft verliert, zeigt sich im Extrem- und Risikosport eine Sehnsucht nach kompensierenden Gegenwartserfahrungen. Risiken und extreme Anstrengungen versprechen nicht nur Spaß, Lebendigkeit und Angstlust im Moment des Vollzugs, sondern lassen sich zusätzlich für eine zukünftige Erinnerungsarbeit aufbewahren. Aufgrund der Außeralltäglichkeit der riskanten Bewegungspraktiken, die sich tief in Bewusstsein und Körper eingraben, können die Individuen die eigene Biographie- und Selbstvergewisserungsarbeit rekonstruieren und mit Sinn ausstatten (vgl. Bette, 2004, S. 111).

3.5. Individualisierung

Mit der Individualisierung wird ein gesellschaftlicher Prozess beschrieben, der die Moderne wesentlich charakterisiert und der auch im Kontext mit der Popularität des Risikoports zu sehen ist (vgl. Göring, 2006, S. 158; Reinold, 2019, S. 8). Nach Beck und Beck-Gernsheim meint Individualisierung die Veränderung von Biografien und Lebensverhältnissen,

> „in denen die Individuen ihre Lebensformen und sozialen Bindungen unter sozialstaatlichen Vorgaben selbst herstellen, inszenieren, zusammenbasteln müssen" (Beck & Beck-Gernsheim, 1993, S. 178).

Frei von verpflichtenden Traditionen und Konventionen können die Menschen ab der zweiten Hälfte des 20. Jahrhunderts nun ihren Beruf, ihre religiöse Überzeugung, ihre politische Einstellung, ihre Freizeitbeschäftigung und ihre Ehepartner und mittlerweile auch ihre Familienformen zunehmend selbst wählen (vgl. Rosa et al., 2018, S. 24). „Die Normalbiographie wird zur ‚Wahlbiographie'" (Beck & Beck-Gernsheim, 1993, S. 179). Im Zuge der Enttraditionalisierung können die Individuen „in viel stärkerem Maße als zuvor ihr Leben nach ihren eigenen Interessen und Bedürfnissen ausrichten, Sinn finden und sich selbst bestimmen" (Reinold, 2019, S. 8). Mit den Wahlmöglichkeiten geht allerdings auch ein Zwang einher, sich zwischen vielfältigen Optionen zu entscheiden und das persönliche Schicksal in die eigene Hand zu nehmen (vgl. Alkemeyer, 2003, S. 18). Der fortschreitende Individualisierungsprozess hat seit Anfang der 1970er Jahre auch den Sport erfasst (vgl. Bette, 2009, S. 157). Die Erosion traditioneller Sportstrukturen und die Pluralisierung der Sportarten und Bewegungsformen haben dazu geführt, dass sogenannte *Sporthopper*innen* nunmehr ständig zwischen unterschiedlichen sportiven Bewegungsprakti-ken wechseln und die traditionell lebenslange Bindung zu einem Sportverein zunehmend schwindet. Mit der Vielfalt der praktizierten Sportarten soll Individualität zum Ausdruck ge-bracht werden. Auch der Verlust traditioneller Sicherheiten spiegelt sich im Sport wider. Tra-ditionelle Motive wie Leistung und Wettkampf werden im individualisierten Sport ergänzt um Spaß, Gesundheit, Selbstverwirklichung, Erlebnis. Im Mittelpunkt stehen das eigene Ich und der eigene Körper. Individualisierung schließt außerdem neue Arten sozialer Einbindung ein. Hierzu zählen kommerzielle Sportanbieter wie beispielsweise Fitness- und Tanzstudios sowie selbstorganisierter Sport in Form von Lauftreffs oder Fußballrunden. Vor allem Jugendliche und junge Erwachsene finden sich in subkulturellen Szenen als alternative Organisationsform zum Vereinssport zusammen (vgl. Gugutzer, 2008, S. 93ff.).

Der Risikosport scheint die Individualisierungsthese besonders klar zu bestätigen:

> „Enttraditionalisierung bei gleichzeitiger Neustrukturierung sozialer Milieus, In-dividualität bei gleichzeitiger Szenezugehörigkeit, Unsicherheit bei gleichzeitigem Sicherheitsversprechen, Ängste bei gleichzeitiger Angstlust" (Rummelt, 2003, S. 206).

Moderne Gesellschaften sind geprägt von Routinisierung, Vereinnahmung und Fremdsteue-rung durch Organisationen (vgl. Bette, 2005, S. 319). Eingebettet in lange, weitverzweigte Prozess- und Handlungsketten fühlen sich viele Menschen in ihrem Arbeitsalltag entfremdet, machtlos und ausgeliefert. In einer arbeitsteilig organisierten Gesellschaft können Arbeitser-gebnisse nur noch in sehr begrenztem Maße als individuelle Leistung verbucht werden (vgl. Reinold, 2019, S. 9). Erfahrungen von der Begrenztheit der eigenen Wirkungsmöglichkeiten und der Nichtigkeit der eigenen Person sind die Folge des gesellschaftlichen Modernisie-rungsprozesses (vgl. Bette, 2004, S. 27). Der Extrem- und Risikosport dient „als Reaktion auf die Dominanz von anonymen, intransparenten und entfremdenden organisatorischen Großin-stitutionen" (Bette, 2005, S. 320). Das freiwillige Aufsuchen außeralltäglicher und span-nungsreicher Situationen bietet die Möglichkeit, sowohl körperliche Grenzzustände zu erfah-ren, als auch der gesteigerten Subjektivität Ausdruck zu verleihen (vgl. Bette, 2001, S. 95).

Der moderne Mensch steht vor der Aufgabe, „das eigene Ich sowohl nach innen als auch nach außen zu definieren und abzugrenzen" (Bette, 2008, S. 361). Das Feld des Risikosports eignet sich in besonderer Weise zur Darstellung von Identität und Distinktion (vgl. Schwier, 1997, S. 322). Durch extreme und riskante Taten lässt sich die Einzigartigkeit einer Person in besonderer Weise beweisen (vgl. Bette, 2004, S. 52).

> „Das Bemühen, sich von anderen zu unterscheiden und dies performativ darzustellen, wird zu einem zentralen Bestandteil biographischer Selbststeuerung" (Bette, 2004, S. 67).

Dabei gehen die Individuen nicht nur auf Distanz zum Alltags-Ich und zur Normalverwendung des Körpers, sondern verweigern sich außerdem demonstrativ der Biopolitik der Gesellschaft, indem sie ihre Gesundheit aufs Spiel setzen (vgl. ebd., S. 66).

Neben Distinktions- und Selbstdarstellungsfunktionen liefert der Risikosport prägnante Beispiele für den Abbau von tradierten Prinzipien der Außenorientierung, beispielsweise durch die Abschwächung des traditionellen Leistungsprinzips im Sport oder die fehlende Orientierung an universalen Vergleichsmaßstäben (vgl. Göring, 2006, S. 171). Nicht messbare Leistungen im Rahmen von Wettkämpfen, sondern die Bewältigung von außergewöhnlichen Risiken steht im Mittelpunkt (vgl. Bette, 2001, S. 95).

Das Aufkommen der modernen Massenmedien trägt zusätzlich dazu bei, dass die Frage nach der eigenen Identität durch die Anwesenheit und Funktionsweise der Massenmedien eine besondere Bedeutung erfährt (vgl. Bette, 2004, S. 69).

4. Fazit

Ziel der vorliegenden Arbeit war es, das Verhältnis zwischen Modernisierung und zeitgenössischem Sport zu analysieren. In diesem Zusammenhang wurde der Fokus auf Extrem- und Risikosportarten unter Einfluss gesellschaftlicher Modernisierungsprozesse gelegt. Wie in Kapitel 3 deutlich wurde, ist der Extrem- und Risikosport – je nach Modernisierungsperspektive – Gegenbild und/ oder Abbild der modernen Gesellschaft. So hat sich durch die Domestizierung der Natur das Naturverhältnis des Menschen verändert, der die Natur im Rahmen extrem- und risikosportlicher Aktivitäten nun als Partner, Fluchtpunkt oder Gegner begreift. Einhergehend mit dem Modernisierungsprozess ist außerdem die Entwicklung zahlreicher Technologien, die sich auf unterschiedliche Teilbereiche der Gesellschaft auswirken. Im Extrem- und Risikosport werden neuen Technologien mit Ambivalenz aufgenommen, indem sie einerseits bestimmte Sportarten erst ermöglichen und andererseits durch Verzicht die Möglichkeit der Subjektaufwertung bieten. Die heutige Gesellschaft, die als funktional differenzierte Gesellschaft begriffen wird, überlässt die Identitätskonstruktion in hohem Maße ihren

Mitgliedern selbst. Diese Identitätsarbeit kann für die Subjekte eine Last darstellen, deren Abhilfe der Extrem- und Risikosport durch das Kopieren von Ansprüchen schaffen kann. Auch die Rationalisierung der Gesellschaft wirkt sich auf Extrem- und Risikosportler*innen aus. Während der Alltag auf Zukunft ausgerichtet ist und das Gegenwartserleben schrumpft, offerieren das Extreme und das Risiko Erfahrungen und Erlebnisse im Hier und Jetzt. Ein weiteres Charakteristikum der modernen Gesellschaft ist die Routinisierung, Vereinnahmung und Fremdsteuerung durch Organisationen. Das Feld des Extrem- und Risikosports eignet sich in besonderer Weise zur Subjektaufwertung und Darstellung von Identität und Distinktion.

Somit kann festgehalten werden, dass die moderne Gesellschaft auf unterschiedlichen Ebenen Einfluss auf ihre Mitglieder nimmt, und das Bedürfnis nach extrem- und risikosportlichen Situationen weckt. In diesem Handlungsfeld können durch Modernisierung verdrängte oder verlorene Erfahrungs- und Erlebnishorizonte hervorgeholt werden.

Literaturverzeichnis

Alkemeyer, T. (2003). Der Sport, die Sorge um den Körper und die Suche nach Erlebnissen. *Berliner Debatte Initial, 14*(4/5), 16–29.

Allmer, H. (1998). ‚No risk – no fun' – Zur psychologischen Erklärung von Extrem- und Risikosport. In H. Allmer & N. Schulz (Hrsg.), *Brennpunkte der Sportwissenschaft: Jg. 9, H. 1/2. Brennpunktthema Erlebnissport - Erlebnis Sport* (S. 60-91). Academia-Verl.

Beck, U., & Beck-Gernsheim, E. (1993). Nicht Autonomie, sondern Bastelbiographie: Anmerkungen zur Individualisierungsdiskussion am Beispiel des Aufsatzes von Günter Burkart. *Zeitschrift für Soziologie, 22*(3), 178–187.

Bette, K.-H. (2001). Körper, Sport und Individualisierung. In S. Golin, M. Meyer & G. von Randow (Hrsg.), *Wie viel Körper braucht der Mensch? Standpunkte zur Debatte; für den Deutschen Studienpreis* (S. 88-100). Ed. Körber-Stiftung.

Bette, K.-H. (2004). *X-treme: Zur Soziologie des Abenteuer- und Risikosports.* Transcript Verlag.

Bette, K.-H. (2005). Risikokörper und Abenteuersport. In M. Schroer (Hrsg.), *Suhrkamp Taschenbuch Wissenschaft: Bd. 1740. Soziologie des Körpers* (S. 295-322). Suhrkamp.

Bette, K.-H. (2008). Soziologie des Abenteuer- und Risikosports. In K. Weis & R. Gugutzer (Hrsg.), *Beiträge zur Lehre und Forschung im Sport: Bd. 166. Handbuch Sportsoziologie* (S. 358-367). Hofmann.

Bette, K.-H. (2009). *Systemtheorie und Sport.* Suhrkamp Verlag.

Bette, K.-H. (2010). *Sportsoziologie.* transcript.

Decker, W. (2017). Some Aspects of Sport in Ritual and Religion in Ancient Egypt. *ARYS. Antiguedad, Religiones y Sociedades, 15*, 11–20.

Egner, H. (2002). Freizeit als „Individualisierungsplattform". Entwicklung und Ausdifferenzierung sportorientierter Freizeitaktivitäten aus systemtheoretischer Perspektive. *Geographische Zeitschrift, 90*(2), 89–102.

Gabler, H. (2002). *Motive im Sport: Motivationspsychologische Analysen und empirische Studien. Reihe Sportwissenschaft: Bd. 31.* Hofmann.

Göring, A. (2006). *Risikosport - Interdisziplinäre Annäherung, empirische Befunde und Anwendungsbezüge.* Universität Göttingen.

Göring, A. (2012). Auf der Suche nach Herausforderungen: Natur als risikosportliches Handlungsfeld. In T. Kirchhoff, V. Vicenzotti & A. Voigt (Hrsg.), *Cultural Studies und Popkultur. Sehnsucht nach Natur* (S. 165-184). transcript.

Gugutzer, R. (2008). Sport im Prozess gesellschaftlicher Individualisierung. In K. Weis & R. Gugutzer (Hrsg.), *Beiträge zur Lehre und Forschung im Sport: Bd. 166. Handbuch Sportsoziologie* (S. 88-109). Hofmann.

Hartmann, H. A. (1996). The Thrilling Fields oder: „Bis ans Ende – und dann noch weiter". Über extreme Outdoor Aktivitäten. In H. A. Hartmann & R. Haubl (Hrsg.), *Freizeit in der Erlebnisgesellschaft: Amüsement zwischen Selbstverwirklichung und Kommerz* (S. 67-94). VS Verlag für Sozialwissenschaften.

Hebbel-Seeger, A., & Liedtke, G. (2003). Zwischen Lust und Last – Zu den Elementen Risiko und Wagnis in den Natursportarten. In N. Gissel & J. Schwier (Hrsg.), *Jahrestagung der Dvs-Sektion Sportpädagogik: Bd. 2002. Abenteuer, Erlebnis und Wagnis: Perspektiven für den Sport in Schule und Verein?* (S. 109-118). Czwalina.

Heinemann, K. (2008). Sport im Prozess der Technologisierung. In K. Weis & R. Gugutzer (Hrsg.), *Beiträge zur Lehre und Forschung im Sport: Bd. 166. Handbuch Sportsoziologie* (S. 110-120). Hofmann.

Junge, M. (2009). *Kultursoziologie: Eine Einführung in die Theorien.* UVK Verlagsgesellschaft mbH.

Klebelsberg, D. (1969). *Risikoverhalten als Persönlichkeitsmerkmal.* Huber.

Kuhn, G., & Todt, E. (2003). Physiologische und psychologische Aspekte des Risikoverhaltens und des Risikoerlebens. In N. Gissel & J. Schwier (Hrsg.), *Jahrestagung der Dvs-Sektion Sportpädagogik: Bd. 2002. Abenteuer, Erlebnis und Wagnis: Perspektiven für den Sport in Schule und Verein?* (S. 11-23). Czwalina.

Luhmann, N. (1991). *Soziologie des Risikos*. De Gruyter.

Luhmann, N. (1995). *Die Soziologie und der Mensch*. VS Verlag für Sozialwissenschaften.

Mehr, A. (2007). Risikosport - Suche nach Nervenkitzel. In J. Einwanger (Hrsg.), *Mut zum Risiko: Herausforderungen für die Arbeit mit Jugendlichen* (S. 51-58). E. Reinhardt.

Neumann, P. (1999). *Das Wagnis im Sport: Grundlagen und pädagogische Forderungen. Forum Sportwissenschaft: Bd. 1*. Hofmann.

Reinold, M. (2019). Bewegungsfeld Natursport. In A. Güllich & M. Krüger (Hrsg.), *Grundlagen von Sport und Sportwissenschaft* (S. 1-21). Springer Berlin. https://doi.org/10.1007/978-3-662-53384-0_41-1

Rosa, H., Strecker, D., & Kottmann, A. (2018). *Soziologische Theorien* (3. Aufl.). UVK Verlagsgesellschaft mbH.

Rummelt, P. (2003). Risiko-Sport in der Risiko-Gesellschaft – semantischer Zufall oder logische Konsequenz? In N. Gissel & J. Schwier (Hrsg.), *Jahrestagung der Dvs-Sektion Sportpädagogik: Bd. 2002. Abenteuer, Erlebnis und Wagnis: Perspektiven für den Sport in Schule und Verein?* (S. 203-220). Czwalina.

Rupe, C. (2000). *Trends im Abenteuersport: Touristische Vermarktung von Abenteuerlust und Risikofreude. Tourismus: Bd. 1*. Lit.

Schimank, U., & Volkmann, U. (1999). *Gesellschaftliche Differenzierung*. Transcript Verlag.

Schleske, W. (1977). *Abenteuer, Wagnis, Risiko im Sport: Struktur u. Bedeutung in pädag. Sicht. Reihe Sportwissenschaft: Bd. 9*. Hofmann.

Schleske, W. (1991). Grenzerfahrungen in den Erlebnissportarten – gesteigertes Leben, konstruktive Selbstdarstellung und aktive Selbstermutigung. In S. Redl, R. Sobotka & A. Reiss (Hrsg.), *Theorie und Praxis der Leibesübungen: Bd. 70. Sport an der Wende* (S. 84-93). Österr. Bundesverl.

Schwier, J. (1997). Wandlungsprozesse der Bewegungskultur - Anmerkungen zur Modernisierung und Ausdifferenzierung des Sports. In D. Schmidtbleicher, K. Bös & A. F. Müller (Hrsg.), *Schriften der Deutschen Vereinigung für Sportwissenschaft: Bd. 85. Sport im Lebenslauf: 12. sportwissenschaftlicher Hochschultag der Dvs vom 27.-29.9.1995 in Frankfurt am Main* (S. 317-328). Czwalina.

Stern, M. (2003). Wagnissportarten – Strukturelles Anforderungsprofil und Wert-Haltungen wagnisreicher Handlungspraxen. In N. Gissel & J. Schwier (Hrsg.), *Jahrestagung der Dvs-Sektion Sportpädagogik: Bd. 2002. Abenteuer, Erlebnis und Wagnis: Perspektiven für den Sport in Schule und Verein?* (S. 189-202). Czwalina.

Warwitz, S. A. (2001). *Sinnsuche im Wagnis: Leben in wachsenden Ringen; Erklärungsmodelle für grenzüberschreitendes Verhalten*. Schneider Verlag Hohengehren.

Wiersing, E. (2004). Was bedeutete Laufen im antiken Griechenland? In D. H. Jütting (Hrsg.), *Edition global-lokale Sportkultur: Bd. 11. Die Laufbewegung in Deutschland - interdisziplinär betrachtet* (257-265). Waxmann.

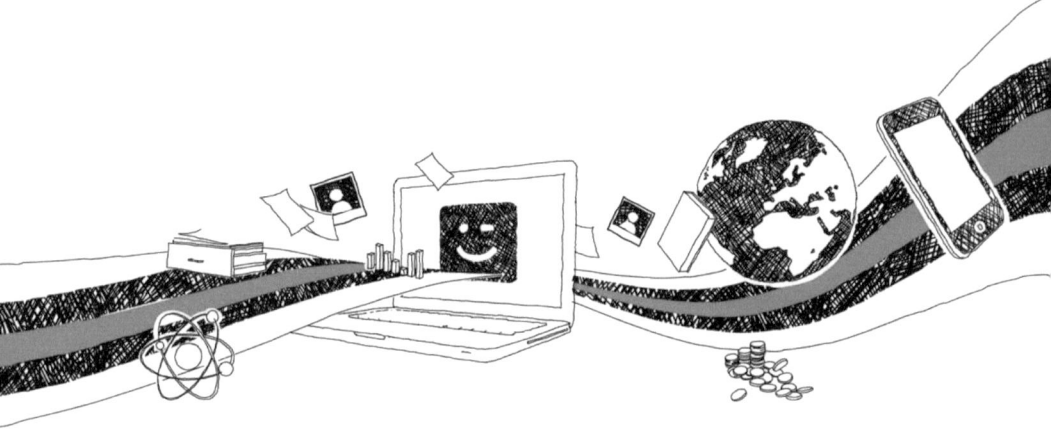
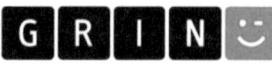